AF589632

CONSIDÉRATIONS

ÉTIOLOGIQUES, CLINIQUES ET MÉDICO-LÉGALES

SUR LA

FOLIE PARALYTIQUE

PAR

M.-B.-Georges BOUCHOIR,

Docteur en médecine de la Faculté de Paris,

Aide-major stagiaire au Val-de-Grâce.

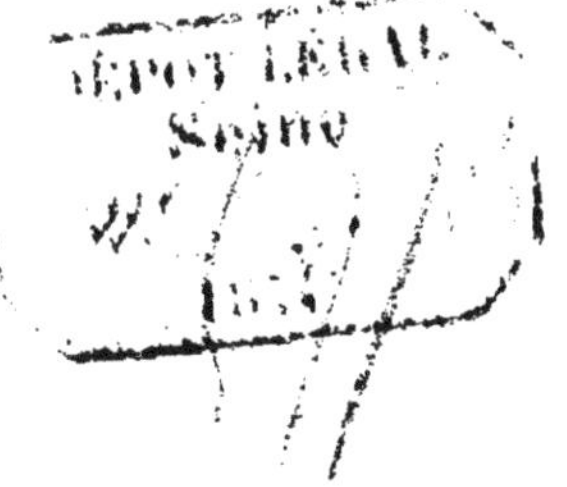

PARIS

A. PARENT, IMPRIMEUR DE LA FACULTÉ DE MÉDECINE

Rue Monsieur-le-Prince, 29-31

1874

CONSIDÉRATIONS

ÉTIOLOGIQUES, CLINIQUES ET MÉDICO-LÉGALES

SUR

LA FOLIE PARALYTIQUE

AVANT-PROPOS.

C'est pendant que nous remplissions, durant le second semestre de l'année dernière, les fonctions d'interne dans le service des aliénés du docteur Legrand du Saulle, à l'hospice de Bicêtre, que nous avons conçu l'idée et jeté les bases du modeste travail inaugural que nous présentons à l'indulgente appréciation de nos juges.

Nous avons étudié avec tout le soin dont nous étions capable, en vivant véritablement au milieu d'eux, les nombreux paralytiques généraux que renfermait l'asile. L'expérience indispensable à tous ceux qui se livrent à l'examen si difficile des aliénés, aurait pu nous faire défaut, mais hâtons-nous de dire que nous avons été guidé, dans nos observations par notre excellent chef de service, passé maître depuis longtemps en pathologie mentale.

Ajoutons encore qu'aussitôt après, durant un

laps de temps de quatre mois passés dans le service de M. le professeur Villemin à l'hôpital militaire du Val-de-Grâce, neuf officiers, paralytiques généraux, vinrent encore s'offrir à nos observations, et qu'à cette occasion le savant professeur de clinique interne de l'école de médecine militaire augmenta nos connaissances des aperçus les plus fins et les plus profonds.

Si donc nous sommes incomplet, qu'on s'en prenne seulement à nous-même, et non au manque de matériaux et de leçons, et si l'on nous trouve parfois à côté de la vérité, c'est qu'à ce moment-là nous aurons voulu nous séparer de nos maîtres et que nous aurons méconnu leurs conseils.

Nous avons divisé notre travail en deux parties ou chapitres.

Dans le premier, nous avons esquissé quelques notes sur l'étiologie de la folie paralytique.

Dans le deuxième chapitre, qui comprend lui-même deux subdivisions, nous discutons les périodes prodromiques et de rémission au point de vue médico-légal, en ajoutant quelques faits d'observation clinique, particulièrement sur le mode de terminaison des rémissions.

CHAPITRE PREMIER.

ÉTIOLOGIE.

L'étude de l'étiologie de la folie paralytique a une importance toute particulière. Jusqu'ici, en effet, tous les traitements que l'on a successivement employés contre cette terrible vésanie, ont misérablement échoué, et nous estimons que ceux qui pensent que quelques tentatives sont encore à faire doivent placer leur unique espoir dans le traitement prophylactique. C'est de ce côté qu'il faut diriger les recherches ; mais, pour les conduire avec quelque chance de succès, il est préalablement nécessaire de connaître les causes de la maladie.

On a beaucoup écrit à ce sujet, depuis une trentaine d'années, mais les auteurs sont loin d'être d'accord. Il ne nous appartient pas de venir poser des règles là où les pathologistes les plus éminents n'ont point cru devoir en inscrire ; nous allons nous borner, en résumant brièvement ce qui a été écrit, à dire où sont nos sympathies.

On a admis des causes prédisposantes et des causes occasionnelles.

Au nombre des premières, il faut placer l'hérédité, bien qu'elle ait été niée par quelques aliénistes. Marcé et Calmeil l'admettent, et nous nous rangeons de leur avis. Quand on interroge, en effet, les antécédents héréditaires des paralytiques généraux, on trouve assez fréquemment (dans un tiers des cas d'après Calmeil, et dans une bien plus grande proportion encore d'après Marcé) parmi leurs ascendants, des aliénés de diverses sortes, mais le plus souvent, selon nous, des alcooliques et des apoplectiques.

C'est un fait admis aujourd'hui que le père alcoolique a les plus grandes chances pour procréer, soit un épileptique, soit un idiot, soit un enfant bizarre aux facultés mal équilibrées, qui sera plus tard un paralytique général.

Il n'est même pas nécessaire pour cela que le père soit une alcoolique chronique, mais il suffit de l'inflence d'une simple ivresse passagère. On connaît les curieuses statistiques qui ont été relevées au sujet des enfants des mineurs. Ces ouvriers, ne quittent leur travail souterrain que le dimanche, c'est le seul jour qu'ils passent au domicile conjugal. Mais ici l'alcool est à côté de la femme ; on fête l'un en même temps que l'autre... De là le déplorable état mental de l'enfant.

Bien autrement importante encore est l'hérédité congestive. Quand on demande à la famille d'un paralytique général de quelle affection est mort son père, six fois sur dix il est répondu : d'apoplexie.

Les auteurs qui nient l'influence de l'hérédité dans la paralysie générale donnent comme raison qu'elle survient à un âge où l'influence héréditaire ne se fait plus sentir. Nous ne pouvons admettre cette théorie, nous qui croyons que le paralytique, qui arrive à l'asile vers 37 ans, est malade depuis bon nombre d'années déjà ; bien plus, qu'il a apporté en naissant le germe de sa terrible vésanie.

Mais,à côté de l'influence héréditaire dela famille, il faut placer, selon nous, une autre influence héréditaire tout aussi importante, celle de la race. — La folie paralytique est, à notre avis, une maladie des peuples sur leur déclin.

C'est avec raison qu'au mois de janvier dernier, à l'Académie royale de Louvain, M. Lefebvre appelait la paralysie générale « la maladie du siècle, » en rendant notre civilisation responsable de sa fréquence de jour en jour plus grande. Cela nous ne le pensons pas seulement pour notre temps, mais pour toutes les époques de grande décadence morale. Si l'on ne rencontre point dans les auteurs anciens de description de la folie paralytique, c'est qu'elle était méconnue et que l'on considérait la paralysie comme une simple complication de la folie et surtout de la manie ambitieuse. Esquirol et Georget soutenaient encore cette théorie au commencement du siècle.

On nous reprochera peut-être d'aller un peu loin en accordant tant d'importance à l'influence morale héréditaire. Nous savons fort bien aussi que l'on rejette aujourd'hui cette abstraction métaphysique. — Telle est cependant notre opinion. En fait d'aliénation mentale, nous sommes de l'Ecole spiritualiste ou psycologique,et sans tomber dans les exagérations de Stahl, son fondateur, nous sommes de l'avis d'Heinroth qui prétend que la folie n'a d'autre origine que la prédisposition engendrée par le vice et la dépravation.

Pour l'époque actuelle, il eut été intéressant de relever dans une statistique attentive, à côté du chiffre si considérable des paralytiques généraux en France, celui probablement non moins grand de ceux que renferment les asiles d'Italie et d'Espagne et de venir ensuite, ce document à la main, prouver une fois de plus l'état de décadence de la race latine. Nous regrettons de ne pouvoir en ce moment présenter ce travail ; son exécution offre du reste une grande difficulté.

Elle a été signalée par Marcé (1): « beaucoup de médecins étrangers, et des plus instruits, écrit-il, méconnaissent la paralysie générale là où nous n'hésitons pas à l'affirmer et ne consentent à l'admettre que lorsque la maladie est franchement entrée dans sa dernière période. Il en résulte, au point de vue de la statistique, des différences de nombre considérables dont j'ai reconnu plusieurs fois la cause en visitant les asiles étrangers. Là, je pouvais sans peine reconnaître les symptômes paralytiques, chez des sujets considérés simplement comme des aliénés. » On joue aussi sur les mots, comme nous le faisait tout dernièrement observer fort judicieusement M. Legrand du Saulle, en nous rapportant ses impressions d'un voyage en Italie. Les aliénistes italiens appellent la paralysie générale « la maladie française » et se défendent d'en observer jamais dans leur propre pays, mais ils inscrivent « arachnitis chronique » à la porte de leurs sections de paralytiques, en empruntant ainsi l'expression de Bayle pour les besoins de leur cause.

C'est à propos de l'influence des climats que Marcé écrivait les lignes citées plus haut. On a invoqué, en

(1) Marcé. Traité pratique des maladies mentales, Paris, 1862.

effet, l'influence prédisposante des climats et l'on a dit que la paralysie générale était plus rare dans les pays méridionaux.

Nous ne l'admettons pas pour les raisons que nous avons données plus haut et nous ajoutons que, s'il est vrai que les méridionaux ont leur sobriété qui parle en leur faveur, ils ont contre eux la facilité avec laquelle s'impressionnent leurs facultés affectives ; ce qui fait qu'il y aurait tout au moins compensation.

Tout le monde est d'accord, par contre, pour admettre l'influence prédisposante du sexe. On sait, en effet, combien la folie paralytique est plus fréquente chez l'homme que chez la femme. Parchappe, sur 86 cas de paralysie générale qu'il a observés, en a vu 70 chez des hommes et 16 seulement chez des femmes.

Calmeil rapporte une proportion à peu près analogue : sur 82 cas il a trouvé 73 hommes et 9 femmes seulement.

Un fait à noter et qui vient à l'appui de notre opinion, c'est que les rares cas de paralysie générale, qu'il est donné d'observer chez des femmes, sont tous fournis par la classe des prostituées.

La folie paralytique se révèle d'ordinaire vers l'âge moyen de la vie, c'est-à-dire de 35 à 50 ans. Il n'est point rare cependant d'en observer des cas aux environs de la trentaine. Nous avons pu, à Bicêtre, la constater chez un jeune homme de 26 ans ; jamais nous ne l'avons vu se manifester avant cette limite. Mais nous ne pouvons qu'accorder une influence tout à fait secondaire à l'âge, puisque, selon nous, on ne constate la folie paralytique, que lorsqu'elle existe depuis longtemps déjà, à l'état latent, chez l'individu.

M. Lunier a parfaitement établi ce fait dans les annales médico-psychologiques de 1849, en traçant un tableau très-vrai de l'individu prédisposé à la folie paralytique.

Les individus prédisposés à la paralysie générale, dit-il, offrent d'ordinaire les attributs d'un tempérament sanguin, une constitution caractérisée par un état de pléthore plus ou moins prononcé, un certain embonpoint, une poitrine large et saillante, un cou très-court, une tête volumineuse, un teint habituellement coloré, un cœur gros, un pouls large et fort, une tendance habituelle au sommeil, à l'assoupissement. Chez eux les impressions sont vives, mais de peu de durée, ils sont brusques, irascibles, entreprenants. Doués d'un excellent appétit en rapport avec leur activité physique, ils mangent beaucoup, boivent plus encore, et amateurs de la bonne chère et des liqueurs alcooliques, ils s'adonnent souvent à des excès que l'on considère plus tard comme la cause de la maladie qui les menace, et dont ils méconnaissent la gravité quand ils en ont déjà les premiers symptômes.

« Quelquefois cependant les individus présentent le tempérament nerveux, le teint pâle, mais se colorant à chaque instant sous l'influence de la moindre émotion.

Ils sont d'une grande sensibilité et se passionnent facilement; ils sont sujets à des névralgies, à des migraines ; ils s'adonnent facilement à des excès vénériens, à l'usage d'excitants, du café, des liqueurs qui précipitent le développement de la paralysie générale. »

Nous n'avons point observé ; comme M. Moreau, la disposition bizarre (1), en moustache, des sourcils des paralytiques généraux, mais bien souvent nous avons pu constater chez eux, une beauté toute particulière des yeux ombragés par des cils d'une extrême longueur.

On a invoqué un bien grand nombre de causes occasionnelles.

Beaucoup, selon nous, doivent être rejetées et parmi celles-ci, la syphilis. Il faut noter cependant que, dans certains cas d'accidents cérébraux de la syphilis, le diagnostic peut paraître obscur. Il nous a été donné d'observer un cas de ce genre à l'hôpital militaire du Val-de-Grâce.

L..., âgé de 29 ans, lieutenant au... de ligne, entre dans le service de M. le professeur Colin, à la fin du mois d'octobre 1873, avec un affaiblissement notable des facultés intellectuelles et de la mémoire. En interrogeant ses antécédents, on apprend que, depuis quelques mois, sa manière d'agir en service a considérablement laissé à désirer. Il est apathique, ne s'intéresse plus à rien, il répond à peine aux questions qu'on lui adresse. Les nuits se passent dans l'insomnie, la journée dans un demi-coma. Antécédents syphilitiques. Peu à peu les symptômes s'aggravent, la perte de la mémoire devient manifeste, en même temps que l'embarras de la parole. Incertitude dans

(1) Moreau. Union médicale, 1853.

la marche et dans les mouvéments. Puis, urines involontaires, quelques troubles visuels. A l'entrée, on avait d'abord songé à la paralysie générale, mais ce diagnostic fut bientôt rejeté. Il n'y avait, en effet, aucune trace de délire ambitieux, mais seulement inertie de l'intelligence — pas d'inégalité pupillaire Guidé par les antécédents syphilitiques, on admet l'existence d'une tumeur cérébrale spécifique. Dans la dernière quinzaine, le malade dépérit promptement, et, à l'autopsie, on trouve, en effet, en même temps que de l'épaississement sans adhérence des méninges, environ une douzaine de gommes syphilitiques, de la grosseur d'un pois, logées toutes dans la périphérie. C'était donc là une paralysie généralisée, causée par des exsudations plastiques d'origine syphilitique, développées à la surface des hémisphères, et non une paralysie générale.

Nous estimons aussi qu'il faut également rejeter l'apoplexie comme cause occasionnelle de la paralysie générale. Sans doute, l'hémorrhagie cérébrale survient dans le cours de la paralysie générale, mais elle n'est alors qu'un accident, causé par le processus pathologique de l'affection première, et n'en est pas la cause.

De plus, quand un individu, frappé par une hémorrhagie cérébrale, se relève avec des troubles intellectuels, et que le foyer s'étend assez pour conduire à un ramollissement sur une vaste surface, il sera en proie à une sorte de folie particulière, très-bien décrite par les auteurs, sous le nom de folie apoplectique, et ne ressemblant en rien à la folie paralytique.

Il faut en dire autant de l'érysipèle et de la pellagre. Au sujet de cette dernière, il est prouvé que la paralysie pellagreuse est bien distincte dans sa forme et ses manifestations. Bien plus, pour les raisons que nous avons déjà données, les pellagreux, gens de misère à tous les points de vue, sont loin d'être disposés à la folie paralytique.

On a encore invoqué l'intoxication saturnine : c'est là une erreur. On a pu observer de la folie paralytique entée sur de l'intoxication saturnine, mais il fallait séparer les symptômes des deux ordres, et ne point dire que l'une était la conséquence de l'autre.

On doit prendre en bien plus sérieuse considération les excès de toute sorte et en première ligne, parmi eux, les excès alcooliques. Il faudra cependant, selon nous, qu'il y ait prédisposition bien marquée du sujet. Les excès alcooliques, plus ou moins répetés d'un homme sans prédisposition, le conduisent tout droit à l'alcoolisme, entité morbide bien définie et dont le délire particulier avec ses hallucinations spéciales, son tremblement aussi caractéristique que son bégayement, diffère essentiellement de celui que nous rencontrons dans la paralysie générale.

Notons en passant ce qui, du reste, est un excellent moyen pour bien apprécier le caractère différentiel des deux vésanies, que l'alcoolisme proprement dit, si l'on s'y prend à temps et si on le soigne d'une façon intelligente, guérira avec la plus grande facilité, (dans les asiles, cela se voit tous les jours), tandis que l'on cherchera en vain à enrayer les symptômes que présente le paralytique général alcoolique.

A côté des excès alcooliques, l'on peut faire entrer

en même ligne de compte les excès de tabac, auxquels nous sommes tout disposé à accorder une certaine importance. Pourtant, nous sommes encore obligé d'invoquer la prédisposition pour les besoins de notre cause, car si elle n'existe pas, nous devrons nous trouver simplement en face du tabagisme, avec ses accidents habituels, certainement aussi sensibles du côté du cœur que du côté du cerveau,

Enfin, on peut encore assigner une place aux excès vénériens. Mais dans cet ordre d'idées, nous croyons qu'il faut attacher une bien plus grande importance aux habitudes vicieuses de l'enfant, qu'aux excès de rapports sexuels de l'homme mûr. Car, nous ne savons point si ces excès amènent la folie paralytique, ou s'ils sont au contraire la conséquence de la maladie existant déjà, s'ils sont, en un mot, cause ou effet. L'idée que nous nous faisons de l'étiologie de la folie paralytique, nous fait plutôt pencher vers cette seconde manière de voir.

Mais c'est surtout au nombre des causes occasionnelles dites morales, que l'on trouvera, à notre avis, celles dont on ne peut discuter la valeur. Dans les causes de cet ordre, nous rangeons toutes celles qui, comme une vie trop active, des passions non contenues, des efforts intellectuels trop longtemps soutenus, ou trop violents, amènent ce qu'on nous permettra d'appeler « la fatigue cérébrale ».

Quand on exerce un muscle, il s'hypertrophie, mais quand on l'exerce trop, il s'atrophie.

Quand des organes comme le foie et les reins sont surmenés, ils entrent en dégénérescence.

Il en est de même pour le cerveau et nous ne croyons point être ici en désaccord avec l'anatomie pathologique de la paralysie générale.

CHAPITRE II.

PÉRIODES PRODROMIQUE ET DE RÉMISSION DE LA FOLIE PARALYTIQUE.

§ 1. *Prodomes*

J. Falret dans sa thèse inaugurale (1853) a parfaitement caractérisé les idées du paralytique général, en disant quelles étaient « multiples, non motivées, mobiles, contradictoires entre elles et absurdes ». Cette définition est restée classique. En effet, quand on se trouve en face d'un délire qui présente ces cinq caractères, le diagnostic est facile. Mais il n'en est point de même de la constatation de la folie paralytique à sa période prodomique. Les symptômes sont ici si peu accusés, qu'il faut l'œil exercé des observateurs les plus habiles pour arriver à les reconnaitre et malheureusement l'expert n'est appelé, le plus souvent, que lorsqu'un acte d'une gravité tout exceptionnelle est venu donner enfin l'éveil à la famille, qui était jusqu'alors, malgré les changements survenus dans le caractère et les habitudes de l'individu, plongée dans la plus parfaite tranquillité.

Tous les auteurs sont d'accord sur la manière lente et insensible dont se fait l'incubation de la folie paralytique.

« Le malade a de vagues inquiétudes, il devient irritable, les moindres circonstances l'impressionnent vivement et provoquent des regrets, des scrupules, des terreurs que l'on a de la peine à calmer. On observe en même temps des symptômes d'hypérémie cérébrale ; il existe de la pesanteur de la tête, des vertiges passagers, le sommeil est troublé par des rêves, l'individu éprouve de la somnolence pendant la journée, surtout après les repas; il a une disposition très-prononcée à la congestion cérébrale; il semble déjà, ainsi que l'a fait remarquer M. Lunier, que toute l'activité circulatoire se porte vers la tête. » (1)

Voilà le premier pas. A ce moment, le malade devient apathique, ne s'intéresse plus à rien, il néglige ses travaux, fuit la société. Il est ombrageux, toute espèce de gaieté l'impatiente; on cherche en vain à le tirer de son état morose. Les transitions sont toujours insensibles. Après quelques mois de cet état d'apathie, une certaine exagération des facultés affectives viendra remplacer l'indifférence. La famille est heureuse et croit que le caractère va reprendre son attitude antérieure. Point. Il survient un contentement de soi-même déjà absurde. Le malade exagère beaucoup ses facultés intellectuelles, il se croit apte à tout entreprendre, et en effet tente jusqu'à l'impossible.

C'est à ce moment que le commerçant va se lancer dans les opérations les plus hasardeuses et qu'il va compromettre un instant sa fortune et son honneur. C'est aussi à ce moment que le militaire parlera avec

(1) Dagonet. Traité des maladies mentales, p. 430.

enthousiasme de l'avancement qui l'attend, et que le poëte ira de porte en porte en récitant ses œuvres. Dans un temps très-variable survient ensuite le véritable délire des grandeurs ; il n'y a plus bizarrerie, mais bien folie.

La vésanie est confirmée et la folie paralytique va entrer dans sa période de débuts, dont nous n'avons point à nous occuper ici.

On comprend facilement en face de quelles difficultés va se trouver le praticien qui est appelé à se prononcer sur l'état mental d'un paralytique général à la période prodromique. Où trouver en effet un délire des grandeurs symptomatique, là où il n'y a que de l'enthousiasme et du contentement de soi-même; quand tout est encore compatible avec la situation de l'individu dans la société, quand ses projets, bien qu'exagérés, sont encore, après tout, réalisables? Comment voir un trouble physique caractéristique là où il n'y a encore que de l'apathie musculaire et un peu d'incertitude des mouvements qui exigent une certaine délicatesse ? On y arrive cependant par l'observation attentive, l'habitude, et surtout par l'étude comparative des antécédents du malade et de son état actuel. « Il faut, dit M. Dagonet (1), étudier les moindres changements survenus chez le malade, dans son jugement, ses aptitudes, sa force morale, ses penchants et son caractère. » Evidemment, tout cela est relatif, et la constatation du contraste doit faire tout les frais du diagnostic différentiel. Cepen-

(1) Loc. cit., p 440

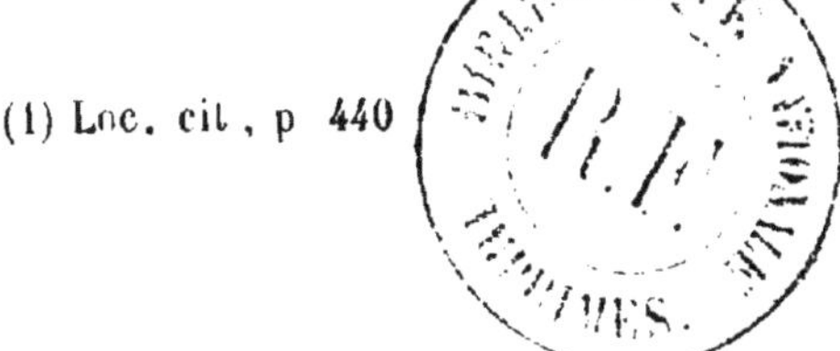

dant, on doit, selon nous, pousser les investigations plus loin encore, ne point s'arrêter au sujet lui-même, mais fouiller encore sa famille pour y trouver, si elle y existe, l'influence héréditaire, à laquelle, on le sait, nous accordons, pour notre part, une si grande importance. A côté des symptômes de l'ordre moral, il faut faire entrer aussi en ligne de compte les symptômes physiques et voir si rien sur le facies et dans l'habitude extérieure ne va point révéler l'existence de l'état morbide que l'on recherche. Nous avons déjà parlé, dans notre précédent chapitre, des signes extérieurs que peuvent présenter les individus prédisposés à la paralysie générale; ceux qui viennent s'y ajouter dans la période prodomique, c'est-à-dire avant, bien entendu, que les grands troubles de la motilité ne soient manifestes (dans ce cas il n'y aurait plus de doute), sont un léger frémissement des muscles du visage, un léger et fugitif embarras de la parole, déjà un peu d'inégalité pupillaire.

Il faut demander à voir les écrits. Déjà à ce moment-là quelques lettres sont sautées et l'écriture s'est modifiée dans sa forme. On devra également demander au malade s'il n'éprouve pas parfois quelques fourmillements dans les jambes, et quelques vertiges passagers. Il est à noter que ces questions doivent être faites très-adroitement, car le paralytique général, enchanté de lui-même, nie presque toujours son état maladif.

On devra au moyen du dynamomètre interroger la force du malade. Tel, en effet, qui a toutes les apparences d'une grande force musculaire, donne au contraire ici la preuve d'une faiblesse tout à fait en désaccord avec sa structure.

Enfin, il arrive que tous ces symptômes, jusqu'aux plus petits, font complètement défaut, et le médecin sera réduit à attendre dans une observation de tous les instants, qu'un fait révélateur vienne le tirer d'embarras.

Nous rapportons plus loin une observation que nous devons à l'obligeance de M. le professeur Villemin, où il est montré qu'il a fallu la découverte de deux lettres écrites déjà depuis un certain temps pour permettre de poser le diagnostic.

Nous n'avons point besoin d'insister pour faire saisir l'importance du rôle du médecin en pareil cas. Ici se pose, en effet, une des questions les plus épineuses de la médecine légale. On va demander à l'expert son opinion sur les actes des paralytiques généraux à la période prodromique : banqueroutes, vols, prodigalités, attentats aux mœurs, escroqueries, etc., etc., et de sa réponse, c'est-à-dire de son diagnostic, va dépendre l'acquittement ou la condamnation.

La question se complique encore devant les tribunaux; car si, dans les familles, d'ordinaire on répare les fautes du malade, la société, au contraire, quand un de ses membres a été compromis, demande un compte exact, où la responsabilité est minutieusement pesée.

Les magistrats, en outre, sont peu disposés à admettre l'insanité d'esprit en pareil cas. Car celui qui est étranger aux agissements de semblables malades, ne peut pas croire qu'un homme qui a toute l'apparence de l'intelligence, délire tout à coup. Ce qui le prouve, c'est que des condamnations regrettables ont été bien souvent prononcées, lorsqu'il semble prouvé que l'accusé était un malade.

Il faut qu'à l'avenir ce danger soit écarté.

Nous réclamons hautement le bénéfice de l'irresponsabilité pour cette classe d'aliénés.

On ne saurait trop proclamer qu'ici il y a retentissement du délire sur la volonté, et nous serions heureux d'avoir contribué à la propagation de cette vérité dans la limite de nos forces.

Les actes délirants que commettent les paralytiques généraux à cette période de la maladie, sont très-divers, mais le plus souvent on les voit comparaître en justice pour des vols qu'ils commettent au grand jour sans se cacher, sans précaution aucune, sans avoir l'air de se douter qu'ils font mal. C'est au reste le caractère distinctif de tous leurs actes. Il est évident qu'ils ne les commettent point sous l'empire d'un raisonnement.

C...., âgé de 34 ans, lieutenant de chasseurs à cheval, entre au Val-de-Grâce, dans le service de M. le professeur Villemin, le 30 janvier 1874. Il a des idées de contentement un peu exagérées. Il est très-bien portant, dit-il, et ne comprend pas pourquoi on l'a fait entrer à l'hôpital. Du reste, il s'y trouve mieux encore que partout ailleurs. Il est surtout enchanté de la table (aussitôt au réfectoire, il s'em pare des plats et se sert d'une façon par trop copieuse et sans prêter la moindre attention aux réclamations de ses collègues.) Il est du reste très-calme.

Un soir, pendant l'absence d'un autre officier malade, il entre dans le cabinet occupé par ce dernier et voisin du sien, où peu d'instants après l'infirmier le surprend très-occupé à déchirer et à brûler ensuite les papiers et les vêtements de son collègue.

Ce fait détermina son envoi à l'hospice de Charenton. Le propriétaire des objets brûlés voulait être remboursé. Il pouvait certainement attaquer, à cet effet, l'administration militaire, coupable peut-être d'un défaut de surveillance; mais, à notre avis, ni le lieutenant, ni sa famille n'étaient responsables de cet acte, commis évidemment sous une impulsion délirante.

X..., 31 ans, lieutenant d'un régiment de ligne, en sortant un jour de sa pension, prend à l'étalage d'un épicier un quart de pain de sucre, le cache brusquement sous son manteau et hâte le pas. Il est arrêté et conduit à la prison du Cherche-Midi. L'affaire s'instruit et la mise en accusation est ordonnée. Cependant, comme le fait avait paru extrêmement bizarre, le lieutenant est envoyé au Val-de-Grâce pour y être soumis à un examen médico-légal.

A son entrée dans le service de M. Villemin, M. X... ne présente aucun symptôme appréciable du côté des facultés intellectuelles, il est seulement un peu déprimé. Il parle peu. Quand on l'interroge sur le motif qui a déterminé son entrée à l'hôpital, il répond simplement : « Il paraît que j'ai fait des bêtises, » sans entrer dans plus de détails.

M. Villemin le garda ainsi près de deux mois en observation sans rien découvrir. Enfin, au moment de faire son rapport, le professeur de médecine légale militaire interroge encore une fois le dossier du lieutenant. Deux lettres de la main de ce dernier venaient d'y être jointes. Elles étaient envoyées par sa famille et avaient été écrites deux ou trois jours avant l'accident qui avait déterminé l'arrestation. Toutes deux étaient bien caractéristiques et sauvèrent leur auteur.

Dans la première, le lieutenant écrivait à sa sœur, et, en lui annonçant qu'il venait de changer de logement, il faisait une description extrêmement emphatique de son nouvel appartement : « Une glace est placée de telle façon, lui disait-il, que je me vois nu dans le lit ; tu ne saurais croire combien je suis beau, j'ai les formes d'Apollon ! etc., etc. »

Dans la deuxième lettre, adressée aussi à sa sœur, le lieutenant lui racontait qu'étant de garde quelques jours auparavant, il avait chanté toute la journée au poste, et que « ses soldats avaient tous été tellement émerveillés de sa voix qu'ils s'étaient prosternés devant lui. »

Tout cela était dit de telle sorte qu'il n'y avait point de méprise possible.

M. le professeur Villemin fit alors un rapport concluant aux débuts d'une paralysie générale.

Le lieutenant fut acquitté. Peu après, il donnait sa démission, restait encore calme pendant quelques mois, puis l'agitation survint, avec elle le délire des grandeurs bien caractérisé, et, deux ans après, il mourait paralytique dans un asile d'aliénés.

Des deux observations suivantes empruntées au chapitre des « Assurances sur la vie » du *Traité de médecine légale* de M. Legrand du Saulle, la première montre combien on peut tirer profit dans un but coupable des prodromes insidieux de la folie paralytique. La seconde est encore un exemple de l'obscurité de cette période et de la soudaineté avec laquelle se révèle l'affection jusqu'alors latente. Nous les transcrivons textuellement :

« Deux hommes d'un certain âge, les deux frères, se présentent un jour dans le salon d'un médecin aliéniste de Paris. L'aîné pénètre seul d'abord dans le cabinet de notre confrère et le prie d'examiner avec soin le malade qu'il lui amène. « Il n'a rien, dit-il, il se porte bien, et cependant, il n'est plus le même. » Après un long interrogatoire, le frère aîné prend en particulier le médecin aliéniste et le supplie de lui parler à cœur ouvert. « La situation me paraît fort grave, répond l'homme de l'art; votre frère a des signes avant-coureurs de paralysie générale. » Des explications furent ensuite réclamées et données au sujet de cette terrible maladie, et l'on parla même d'une échéance fatale au bout de trois ou quatre ans. Les visiteurs disparurent, mais une assurance de 100,000 francs fut placée sur la tête du malade, et trois ans après, le frère aîné recueillait tranquillement le produit de son vol. »

« Un médecin, bien connu dans la science, avait depuis neuf ans une assurance sur sa vie de 100,000 francs. Il donne tout à coup des signes d'une grande excitation cérébrale, va, vient, parle et écrit beaucoup. Il a de ses travaux une opinion exagérée ; vante ses succès dans la pratique et exalte ses aptitude professionnelles. Le hasard lui fait rencontrer le directeur de la compagnie d'assurances, et, après l'avoir longuement entretenu, il lui dit qu'il est assuré pour une somme tout à fait insignifiante, et qu'il est résolu à faire les frais d'une assurance de 500,000 francs. On en réfère à l'administration générale de Paris, qui déclare consentir. Le contrat est préparé, et, au moment où il est soumis à la signature du Dr X..., ce dernier parlait avec tant de véhémence que l'agent de la compagnie le crut en état d'ivresse, prétexta l'oubli d'une formalité indispensable et remporta la police d'assurance. Le surlendemain, notre malheureux confrère entrait dans une maison de santé, et six mois après, il mourut paralysé. La compagnie paya les 100,000 à la veuve, et s'estime très-heureuse de n'avoir pas à lui compter le demi-million qu'avait désiré souscrire son mari dans un accès de *témérité pathologique*, car il était bien loin alors de prévoir sa fin si prochaine. »

§ 2. — *Rémissions.*

Entre tous les phénomènes si curieux, si intéressants que présente la folie paralytique, voilà peut-être le plus bizarre et le plus digne d'attention. Comme pour les débuts incertains, ou du moins mal définis de la vésanie, la question médico-légale a ici une importance extrême, et l'interprétation des faits a donné lieu jusqu'à ce jour aux appréciations les plus contradictoires. Il importe cependant, selon nous, que l'on se fixe à cet égard, pour qu'à l'avenir, en face de semblables phénomènes, la règle de conduite soit invariable.

Dans toutes les variétés de folie paralytique, mais bien plus souvent dans la forme expansive, c'est-à-dire celle que nous avons prise comme type, à toutes les périodes de la maladie, mais surtout dans la première, c'est-à-dire lorsque déjà les conceptions délirantes sont bien constatées, tout à coup ou bien dans un laps de temps qui varie entre deux et trois jours, le malade revient à la raison. Plus d'idées de grandeurs, et quelquefois, au contraire, une réserve poussée jusqu'aux dernières limites, la plus franche modestie ; un calme parfait succède à l'agitation. Plus de violence, mais bien une attitude respectueuse en face du médecin traitant : quelquefois même du repentir. La mémoire semble revenir en même temps que la raison. Le malade se rappelle dans quel état il a laissé ses affaires et sa famille ; il demande à reprendre ses anciennes occupations.

Chose plus curieuse encore, les symptômes physiques s'amendent en même temps et le plus souven dans la même proportion que les symptômes intellectuels. La démarche se raffermit, la physionomie reprend son expression d'autrefois, ou, si elle conserve encore un caractère tout particulièrement enfantin, on n'y retrouve plus le cachet de la démence. Enfin, l'embarras de la parole a cessé, ou considérablement diminué. Le paralytique général vient d'entrer dans une période de rémission.

Qu'est-ce d'abord que cette rémission au point de vue de l'anatomie pathologique, et comment peut-on admettre une récupération momentanée d'une partie des facultés intellectuelles, dans une forme d'aliénation mentale où les désordres sont si grands du côté de la substance cérébrale? Une explication nette et concluante nous semble difficile, et nous croyons qu'on ne peut encore invoquer que des probabilités. Le ramollissement lent et progressif de la substance corticale s'arrête, et pendant cet arrêt, il doit même y avoir réparation anatomique des parties antérieurement atteintes. Cela se passe probablement comme pour les foyers hémorrhagiques, où souvent l'on voit la cicatrisation se faire, même sur des points profondément atteints. Il nous semble toutefois sage d'admettre que la réparation ne sera possible qu'autant qu'il n'y aura point encore eu production d'adhérences.

Ces rémissions ne sont pas rares dans le cours de la folie paralytique; mais il ne faudrait cependant point décorer du nom de rémission tous les moments plus ou moins empreints d'apparence de lucidité que présentent les paralytiques généraux. Pour qu'il y ait rémission, il faut que tous les symptômes, somatiques et psychiques aient suivi la même marche rétrograde. Si les uns persistent, il ne faut point s'y tromper, on est simplement en face d'un fugitif éclair de raison, le plus souvent dernière manifestation de l'intelligence avant l'arrivée de la démence. Il suffit d'avoir un peu l'habitude de ces malades pour différencier ces deux états, dont l'un, du reste, n'a jamais qu'une durée éphémère de quelques heures, tandis que l'autre (la rémission), bien qu'extrêmement variable, se maintient toujours pendant un laps de temps assez considérable. On ne peut assigner de limites à la durée ordinaire de la rémission. Baillarger rapporte, en effet, à ce sujet, que, sur dix-neuf cas qu'il a notés, le retour des accidents a eu lieu après un mois, quelques mois, un an ou deux ans. De son côté, M. Legrand du Saulle, sur six cas, a vu la rechute survenir quatre fois au bout de dix à onze mois, une fois au bout de dix-huit mois, enfin, au bout de trois ans (1). Marcé a observé un cas de rémission ayant duré cinq ans.

Avant d'entrer dans la discussion médico-légale de la rémission, qu'il nous soit permis d'insister un peu sur un fait d'observation clinique noté par M. Jules Falret (2), mais sur lequel les auteurs, selon nous, ont passé trop légèrement : nous voulons parler du mode même de terminaison de la période de rémission, c'est-à-dire comment le paralytique général reprend le cours, un instant interrompu, de sa triste carrière pathologique. Il ne le reprend point, hélas! où il l'avait laissé, si tant est que l'on peut dire qu'une marche précipitée vers la terminaison fatale n'est pas un bienfait dans cette maladie, dont l'incurabilité paraît jusqu'à présent démontrée.

Brusquement, au moment même où le malade jouit d'un grand calme, il est pris d'attaques épileptiformes avec tous les symptômes de la congestion. Le plus souvent il y a chute, et aussitôt les membres sont agités de violents soubresauts convulsifs auxquels succède un profond coma. A ce moment, la fièvre est intense, la bouche devient sèche, la langue fuligineuse comme les lèvres et les narines; les aliments

(1) Legrand du Saulle. Traité de médecine légale; Paris, 1874.
(2) Jules Falret. Loc. cit.

sont rejetés. Alors, trois cas peuvent se présenter : ou bien le paralytique général surmontera cette tourmente au bout de deux ou trois jours, si elle n'a point été par trop violente, mais, par la suite, il y aura toujours aggravation des symptômes de la motilité et de l'intelligence ; ou bien, après l'attaque, le malade restera désormais inerte dans son lit, sans voix, sans mouvement, nourri par la sonde œsophagienne, attendant que les muscles de la respiration s'arrêtent à leur tour ; enfin le malade peut succomber au milieu des convulsions épileptiformes. Quelle que soit la terminaison, il importe donc, on le voit, de ne point regarder une longue et franche rémission comme un indice des plus favorables et comme un signe probable de prolongation de la vie des malades. Il a été, en effet, noté que les rechutes les plus rapidement mortelles suivaient les rémissions les plus longues.

Il nous a paru intéressant de donner quelques observations à l'appui du fait clinique que nous venons de décrire. Deux nous ont été communiquées par M. le Dr Legrand du Saulle. Nous avons dû les résumer; mais la première surtout est bien caractéristique. M. X..., qui en est l'objet, était un homme du grand monde, frère d'un des ministres les plus justement célèbres du gouvernement impérial.

M. X..., 55 ans, est en proie au délire des grandeurs le plus absurde; il prend le titre de régent de France et passe plusieurs heures par jour à réorganiser toutes les branches de l'administration publique et à envoyer des télégrammes dans le monde entier

Après deux mois de cette agitation maniaque, il peut, une première fois, rester trois ans en liberté à la tête de ses affaires, sans que l'on s'aperçoive trop dans le monde de l'affaiblissement de son intelligence. Mais, au bout de ces trois ans, il retombe, est repris d'inégalité pupillaire, d'embarras de la parole et des mêmes conceptions délirantes orgueilleuses, qui durent trois mois. Puis nouvelle rémission complète, absolue. M. X... peut quitter encore le château des environs de Paris où il était soigné pendant ses périodes de délire et s'occuper encore dans sa famille pendant vingt mois. Mais un jour, en descendant de chemin de fer, il fut frappé tout à coup d'une congestion ; il y eut, dès cet instant, perte de connaissance, et quarante-huit heures après, M. X... mourait, après un nombre véritablement incalculable d'attaques épileptiformes.

Comme on le voit dans cette observation, une première période de rémission est suivie d'une rechute simple, c'est-à-dire sans aggravation marquée ; mais le malade meurt dans des attaques épileptiformes après la seconde rémission.

X..., 47 ans, malade depuis cinq ans, délire ambitieux caractéristique de la folie paralytique, avec agitation. Une rémission survint avec disparition complète des conceptions délirantes et du bégaiement et le malade put être replacé à la tête de sa maison de commerce. Cependant l'indifférence, l'apathie étaient manifestes : on disait de M. X..., dans son entourage, qu'il était un peu *fatigué;* il calculait, en effet, moins facilement, et prenait souvent un mot pour un autre.

Tout à coup, au bout d'un an, sans transition apparente, M. X. perdit l'usage de la parole et gâta. La famille le replaça aussitôt dans une maison de santé, et il y succombait le douzième jour, après avoir parcouru, dans ce court laps de temps, tous les degrés de la démence et de la paralysie.

Ici point d'attaques épileptiformes, mais, après une longue période de rémission, le malade est brusquement précipité en démence.

E... (Pierre-Jacques), 37 ans, entre à l'asile de Bicêtre le 3 mai 1873, avec un certificat de l'hospice Sainte-Anne, signé par le Dr Bouchereau, et conçu en ces termes : « Est atteint de paralysie générale, affaiblissement des facultés intellectuelles et de la mémoire, un peu de délire hypochondriaque avec idées incohérentes de satisfaction. Il a le corps froid comme du marbre, prétend-il, et ne peut se tenir sur ses jambes, mais gagne, malgré cela, beaucoup d'argent. »

Quinze jours après M. Legrand du Saulle faisait noter au dossier de cet homme : « Démence paralytique ; il est très-affaibli. — Embarras de la parole. — Il est malade au moins depuis un an et est incurable. »

Cet état dura jusqu'au mois d'août; vers cette époque, le malade, qui avait du reste été fort calme dans ses manifestations délirantes (c'était un cas de forme dépressive), sembla recouvrer un peu de raison et en même temps un peu de force musculaire.

Le regard avait repris de l'expression. Il était évident pour nous que le malade entrait dans une période de rémission. Ce changement fut bien vite constaté par la famille, qui fit aussitôt des démarches pour obtenir la sortie. Mais tout à coup, le 23 août, E..., pendant qu'il se promenait dans la cour, tomba dans des convulsions épileptiformes qui nécessitèrent son entrée immédiate à l'infirmerie. La température s'était élevée brusquement à 40°,1 et, dans la suite, ne descendit jamais plus bas que 39°. La face était vultueuse, la bouche écumante, et entre les intervalles très-courts qui séparaient les attaques épileptiformes, le malade était plongé dans un coma profond.

Glace, sinapismes, émissions sanguines générales et locales, rien n'y fit, et le malade mourait le 25 août, à la suite d'une attaque un peu plus violente que les autres.

A l'autopsie, nous avons trouvé, à côté du ramollissement classique de la couche corticale et d'adhérences légères qui nous ont paru être de nouvelle formation, une vascularisation extrême et profonde de toute cette couche corticale : comme on le voit, les signes anciens du processus pathologique chronique, avec ceux de la bourrasque vasculaire qui venait de se produire.

L'observation suivante a été recueillie à la maison de santé de Vanves du Dr Falret, et reproduite par M. Faure dans sa thèse (Paris, 1864) ; elle comporte des détails circonstanciés qui la rendent fort intéressante. Le même malade a présenté l'éclair fugitif de raison ou fausse rémission, les attaques épileptiformes suivies de démence, puis de mort, dont nous avons parlé. C'est à ce titre que nous la reproduisons ici :

M. H..., né à Cologne, (sur le Rhin), est entré le 4 juillet 1855 à la maison de santé de Vanves. Le certificat d'entrée constate l'aliénation avec prédominance d'idées de grandeur et parfois embarras de la parole. Le certificat du 15e constate le même état.

Août. Le délire est de plus en plus marqué. Il est très-facile de le détourner des idées qui paraissent le plus le préoccuper.

Septembre. En grimpant aux barreaux d'une case, fracture du péroné; au bout de quinze jours de séjour au lit et d'une excitation continue et souvent violente, M. H. a présenté un état de rémission subite, pendant laquelle il reconnaissait la fausseté de toutes ses conceptions délirantes; malheureusement cet état de rémission n'a pas eu de durée, et les conceptions délirantes sont revenues le lendemain, accompagnées de violences dans la parole et dans les actes. Cependant on pouvait noter une amélioration sensible.

Octobre. M. H. est très-calme, a toutes les apparences de la raison; mais il conserve encore les conceptions délirantes multiples, relatives, des spéculations impossibles et tout à fait irréalisables. Cela est surtout manifesté dans ses écrits.

Novembre. La rémission est très-prononcée. Elle est telle qu'on ne peut s'assurer avec certitude de l'existence des projets délirants relatifs à l'agriculture. Il est probable que, vu son état de rémission, M. H. a assez d'empire sur lui-même pour dissimuler ses idées.

Décembre. La rémission très-notable continue. M. H. a vu ses parents et réclame sa sortie pour mettre à exécution ses projets sur l'agriculture. Abandonné à lui-même, il ne tarderait pas à se livrer de nouveau aux actes les plus déraisonnables. Dans les limites d'une maison de santé, il conserve toutes les apparences extérieures de la raison.

Malgré sa tendance naturelle à la violence, il supporte patiemment la continuation de son isolement.

Janvier 1856. La rémission très-marquée continue. M. H. parle peu, il ne réclame pas sa sortie; sa docilité extrême sous ce rapport, son calme, sa patience, dénotent chez lui un affaiblissement évident de l'intelligence et une grande modification dans son caractère primitif.

Février. La rémission continue au même degré. Il ne paraî

plus exister de conceptions délirantes, mais le niveau de l'intelligence a beaucoup baissé, et l'énergie du caractère n'existe plus. M. H. se laisse diriger comme un enfant ; il est sans désirs et sans volonté et serait à la merci du premier venu. Il s'est beaucoup occupé à jardiner dans le parc.

Mars. M. H. continue à avoir les apparences de la raison, mais il redevient plus irritable. Il a l'intelligence évidemment affaiblie, et il conserve dans son esprit des projets peu réalisables qu'il voudrait mettre à exécution s'il sortait de la maison. Il a de temps en temps un embarras de la parole très-marqué.

Avril. La rémission très-notable continue. Mais M. H. a évidemment baissé sous le rapport de l'activité de l'intelligence ou de l'énergie de la volonté, et l'embarras de la parole est parfois très-prononcé. L'expression de sa physionomie est toujours souriante à l'excès. Il croit encore pouvoir gagner beaucoup d'argent à la sortie en dirigeant des fermes ou des propriétés dont on lui confierait la gestion. Il a évidemment une confiance exagérée en lui-même.

Mai. Même état de rémission, mais les facultés intellectuelles et l'énergie de la volonté baissent sensiblement. M. H. est obligé de faire effort pour entretenir une conversation, même banale.

Juin. Il a été pris subitement, vers le commencement de ce mois de convulsions épileptiformes pendant le dîner. On l'a transporté dans son lit, et les convulsions se sont répétées à plusieurs reprises pendant la nuit. Pendant plusieurs jours il est resté sans connaissance et sa vie a été en danger. Il est survenu ensuite de l'agitation de temps en temps. A la fin du mois, M. H. était revenu à un état de calme et de raison apparent, mais ses facultés intellectuelles avaient singulièrement baissé.

Juillet. M. H. n'a conservé qu'un souvenir bien vague de l'état grave dans lequel il s'était trouvé après les convulsions ; abaissement considérable de l'intelligence.

Août. M. H. a éprouvé, vers la fin de ce mois, une nouvelle attaque convulsive très-intense, suivie d'une violente agitation et d'un très-grand désordre intellectuel, il n'a aucune conscience de ce qui se passe autour de lui ; il peut à peine prononcer quelques mots incompréhensibles. Il éprouve une agitation automatique qui le porte à repousser machinalement les aliments ; amaigrissement considérable, peau jaunâtre et terreuse.

Septembre. M. H. se soutient très-bien sur les jambes et se promène, mais il éprouve fréquemment des accès d'agitation violente, *surtout pendant la nuit*. Dans les intervalles de calme, ses paroles sont incohérentes et ne peuvent continuer une phrase complète; aspect hébété de la physionomie; éruption de furoncles.

Octobre. Même état de faiblesse de l'intelligence, accès d'agitation, de grandes violences se produisant fréquemment.

Novembre. Agitation fréquente et intense. Dans l'intervalle M. H. prononce des mots incompréhensibles, la parole est très-embarrassée, mais les jambes ne paraissent pas affaiblies.

Décembre. M. H. est dans un état physique inquiétant; l'agitation a été pendant tout le mois très-intense. Il est affaibli au physique et au moral d'une manière effrayante. il gâte nuit et jour. A la fin du mois il est dans un état d'agitation et de délire analogue à ceux qu'on observe dans les affections cérébrales aiguës. On est obligé de le maintenir constamment au lit. Eschares au sacrum.

Janvier. M. H. est levé, il n'a plus d'eschares, mange de bon appétit, mais il est habituellement dans un état d'agitation excessive.

Février. Pendant tout le mois, agitation maniaque, incohérente, des plus intenses, avec *rémission de quelques heures seulement* le jour et la nuit. Cette agitation extrême n'a pas été modifiée à l'aide de doses assez forte d'opium.

Mars. Agitation toujours très-intense, malgré la contination de l'opium. On obtient quelquefois du calme pendant une journée, mais l'agitation reprend le lendemain avec une nouvelle intensité. M. H. n'a pas un instant de repos. Il remue sans cesse les pieds et les mains, monte sur les bancs, les chaises ou les tables et prononce incessamment les mêmes mots incohérents et incompréhensibles; il ne comprend pas les paroles qu'on lui adresse et est tout à fait étranger au monde extérieur.

Avril. Même état mental. M. H. a éprouvé une nouvelle attaque avec perte de connaissance de plusieurs heures, mais sans mouvements convulsifs, l'agitation est toujours portée à un haut degré, le malade n'a que des rémissions de quelques heures ou d'un jour au plus; ses paroles sont incohérentes ou incompréhensibles.

Mai. Agitation très-forte et très-incohérente pendant tout le mois. Les rémissions sont plus longues et plus fréquentes que dans le mois précédent, mais elles consistent dans un affaiblissement complet de l'intelligence qui ne permet au malade d'exprimer ni de comprendre aucune idée.

Juin. Agitation incessante à divers degrés; elle arrive quelquefois aux limites extrêmes de l'agitation automatique et incurable. M. H. se roule par terre, se frotte contre les murs, est sans cesse en irritation et en lutte contre les personnes qui l'entourent et ontre les objets inanimés. Il ne prononce que des mots, toujours es mêmes, et pas une phrase complète.

Juillet. Même agitation et même indohérence. Pas d'attaques convulsives.

Août. Agitation toujours intense et accompagnée de paroles incohérentes.

Septembre. Même état. M. H. a des mouvements d'extrême violence et des paroles de rémission, pendant lesquelles il est dans un état de calme relatif; mais il ne parle jamais d'uune manière incompréhensible. Il prend de l'embonpoint.

Octobre. Agitation à divers degrés pendant tout le mois.

Novembre. Agitation toujours très-forte et tout à fait incohérente.

Décembre. Même agitation, incontinence constante des urines; santé physique satisfaisante.

Janvier 1858. Agitation, loquacité et incohérence au même degré. Etat physique satisfaisant.

Février. Agitation un peu moins intense.

Mars. L'agitation continue avec exacerbation, principalement pendant la soirée. M. H. prononce toujours les *mêmes mots* et les membres de phrases, ne répond jamais directement quand on lui parle; il est sans cesse disposé à remuer les mains et à se déshabiller, et il laisse constamment aller sous lui les urines.

Avril. Vers la fin de ce mois. M. H. a été pris subitement d'attaques convulsives qui se sont succédé sans interruption pendant trois jours et trois nuits, et qui ont mis sa vie en danger.

Mai. M. H. ne peut plus marcher. Il reste assis dans un fauteuil, parle très-difficilement, profère des sons inarticulés et se livre à un mouvement presque continuel des bras et de tout le corps.

Juin. M. H. a beaucoup d'embonpoint et mange avec appetit, paraît heureux et content de toutes choses, mais il peut à peine se soutenir sur ses jambes et prononce presque constamment des mots sans suite ou des membres de phrases inintelligibles.

Juillet. Même état physique et moral. Il éprouve fréquemment des mouvements convulsifs dans le bras gauche; la parole est très-embarrassée.

Août. Il est gai et satisfait, mais ne répond jamais quand on lui parle; il se borne à répéter les mêmes phrases fragmentées et incompréhensibles.

Septembre. M. H. a de l'embonpoint, et sa figure exprime la plus vive satisfaction. Il n'a plus d'agitation violente comme avant les attaques convulsives, mais il présente alternativement des périodes d'abattement et de légères excitations.

Octobre. M. H. reste toujours assis dans un fauteuil. Incontinence d'urines; il n'a pas conscience de ce qui se passe autour de lui.

Novembre. Il éprouve des mouvements convulsifs dans les bras et même de la contraction.

Décembre. Même état.

Janvier 1859. Il est toujours gai et satisfait. Sa physionomie exprime le contentement de toutes choses; son bras remue constamment et, lorqu'on veut l'arrêter, M. H. répond qu'il travaille.

Février. Mouvements convulsifs partiels, presque continus, mais sans perte de connaissance. Il prononce toujours les mots machinalement. Il meurt le 18 mars 1859, par suite d'attaques épileptiformes répétées.

Quand la rémission est franche et de quelque durée, le malade sort d'ordinaire de l'asile. Tout, en effet, dans sa manière de se conduire, parle en sa faveur; le médecin ne croit point devoir faire durer plus longtemps sa séquestration, et il cède le plus souvent aux instances pressantes de la famille, qui considère le malheureux comme guéri. C'est là une grande faute, selon nous, car à peine rentré dans le monde, cet homme, que la vie calme et en retraite de l'asile fait voir sous un jour trompeur, va se montrer tel qu'il est, c'est-à-dire un véritable malade.

Si cette opinion prévaut aujourd'hui, il n'en a point toujours été ainsi. Après Bayle (1), qui prétendait

(1) Bayle. Thèse sur l'arachnitis, 1822. Nouvelle doctrine des maladies mentales, 1828.

que les paralytiques généraux à la période de rémission étaient des « malades raisonnables, » M. Lasègue (2) est venu soutenir, dans sa thèse d'agrégation, qu'ils étaient « momentanément guéris. » Nous croyons que depuis, le savant professeur a abandonné cette manière de voir, et qu'il s'est rangé de l'avis de Calmeil, Parchappe, Sauze et Baillarger, qui considèrent le malade seulement comme « notablement amélioré, mais ayant toujours la même maladie quoique à l'état latent. »

Si le fou paralytique était, en effet, momentanément guéri, il serait dans cette situation d'esprit qui, en pathologie mentale, a été appelée intervalle lucide.

Voyons ce qu'est l'intervalle lucide. M. Legrand du Saulle en donne la définition suivante : « C'est la suspension absolue, quoique temporaire, des manifestations et des caractères du délire. » Puis il commente cette excellente définition à peu près en ces termes : « Les habitudes et les dispositions antérieures reparaissent avec toute leur netteté; la physionomie reprend complétement son expression d'autrefois, et le malade songe avec intérêt à ses affaires. Il revoit avec plaisir sa famille, sourit à ses amis, oublie les aversions mal fondées qu'il a conçues dans son délire, adresse même des paroles d'excuses et de sympathie à ceux qui en ont été l'objet. »

Si cet aliéné (c'est d'ordinaire le maniaque qui prête à l'observation de semblables intervalles de lucidité) est replacé dans un poste qu'il occupait autrefois, il y remplira ses engagements avec toute la ré-

(2) Lasègue. Thèse d'agrégation.

gularité habituelle et le savoir-faire dont il faisait preuve antérieurement.

Il y a de ce fait un exemple bien frappant dans notre histoire de France ; il est relevé avec beaucoup d'à-propos dans l'ouvrage que je citais tout à l'heure : « Pendant la maladie de Charles VI, dès qu'il apparaissait un intervalle lucide, les pouvoirs du conseil de régence étaient suspendus. En revenant ainsi à la santé et en ressaisissant l'autorité, le roi apaisait les discordes qui déchiraient sa famille, réparait bien des malheurs et relevait l'Etat que les désastres de l'époque entraînaient vers l'abîme. »

Si Charles VI avait été atteint de folie paralytique, il n'eût point fait cela !

Pendant la période de rémission de la paralysie générale, est-ce qu'il y a ainsi récupération complète des facultés ? L'intelligence reconquiert-elle toute sa netteté et tous ses droits ? Non ! Sans doute les troubles de la motilité peuvent avoir disparu ; il n'y a plus de manifestations marquantes, de conceptions délirantes, mais l'état général est encore empreint de la marque d'un affaiblissement notable.

Au surplus, je laisse encore à ce sujet la parole au savant médecin expert près les tribunaux pour placer bien en face d'une définition de l'intervalle lucide un tableau complet de la rémission de la folie paralytique, et sûr que je ne pourrais dire les mêmes choses dans un meilleur langage (1). « Dans la rémission, le délire cesse, mais la démence reste ; et par le mot *démence*, j'entends ici l'affaiblissement progressif du

(1) Legrand du Saulle. Loc. cit.

niveau intellectuel. Le malade, par exemple, est changeant, mobile, susceptible et imprévoyant ; il attache de l'importance à un détail, oublie des intérêts graves, néglige le principal et s'occupe de l'accessoire ; il n'a plus la même sûreté d'appréciation, se méprend volontiers sur la valeur des hommes et des choses, se laisse circonvenir par son entourage et accepte sans résistance une opinion toute faite. Accessible à la louange et à la flatterie, il subit avec souplesse l'impression d'autrui, tend affectueusement la main à son ennemi ou se brouille avec ses parents ; très-facile en un mot à conduire, à dominer, à capter, il peut s'aventurer dans les plus grandes entreprises, hasarder sa signature, répondre pour un ami insolvable, observer les plus austères pratiques d'une dévotion soudaine ou commettre les plus grands excès alcooliques ou vénériens. Causez avec cet homme, témoignez-lui quelque intérêt, et il va vous faire des protestations chaleureuses ; il s'attendrira et ne pourra retenir quelques larmes. Au demeurant, il a pour lui les meilleures apparences, se tient bien dans le monde et prend part aux futiles conversations d'un salon ; mais chacun remarque le contraste qui existe entre ce qu'il était autrefois et ce qu'il est aujourd'hui ; en un mot, IL A BAISSÉ. »

A côté de cet affaiblissement de l'intelligence, il faut noter encore un caractère bien important, et qui souvent aidera au diagnostic différentiel : les facultés affectives ne sont jamais ce qu'elles étaient avant la maladie. Tel, qui était violent et emporté avant d'être malade, sera d'une grande douceur pendant sa rémission. Un autre avait autrefois un caractère difficile et peu communicatif, qui vient pendant sa rémission donner des signes d'affection à des gens qui étaient loin de s'y attendre. Enfin, comme cela a été noté, le malade pleure à la moindre émotion, s'occupe de niaiseries, d'enfantillage et (signe tout à fait caractéristique) ne montre jamais d'obstination à continuer ce qu'il a commencé. Si, au moment de sa rémission, le paralytique général demande à reprendre ses anciennes fonctions, la plupart du temps il sera forcé de les abandonner de nouveau ou les remplira d'une façon tellement irrégulière qu'on ne pourra accepter ses services.

En un mot, il n'y a point là guérison momentanée, intervalle lucide, on se trouve toujours en face d'un véritable malade. C'est une manière de voir qui semble devoir être aujourd'hui universellement acceptée.

Baillarger écrivait dès 1855 : « L'état de ces malades ne peut être assimilé à l'état de raison ; ils ne peuvent être sans danger rendus à la liberté complète, recouvrer la plénitude de leurs droits civils; i faut les pourvoir d'un conseil judiciaire. » C'est en effet la véritable conduite à tenir ; il faut à cet homme incapable de se conduire une surveillance de tous les instants. Bien qu'il comprenne souvent les fautes qu'il a commises, et qu'il promette de ne plus retomber dans les mêmes égarements, laissez-le en contact avec un filou tant soit peu persuasif, et bientôt vous le verrez retomber de gaieté de cœur dans les piéges les plus grossiers, sans même les apercevoir.

Si donc le fou paralytique appartient à la classe

aisée de la société, on peut permettre sa sortie de l'asile, à la condition qu'il trouvera, dans une retraite préparée par sa famille, le calme et la surveillance attentive dont il aura besoin; mais si sa position de fortune ne lui permet point de prétendre à cette situation, qu'on le laisse à l'asile. Sa sortie constituerait un danger pour sa vie, et plus souvent encore pour son propre honneur et celui de sa famille. De plus, quel que soit le cas qui amène pendant la période de rémission les paralytiques généraux devant les tribunaux, nous estimons qu'on doit leur accorder le bénéfice de l'irresponsabilité. Ce sont des fous en puissance d'un état pathologique bien déterminé, et, à ce titre, ils ont droit non-seulement à notre indulgence, mais à notre protection : or, leur protecteur naturel, le seul qui puisse leur être d'un grand secours devant leurs juges, c'est le médecin, et ce dernier, en face d'un cas de rémission de paralysie générale, n'aura absolument à faire que de la clinique.

Nous n'avons pas la prétention de passer en revue tous les actes répréhensibles qui peuvent être imputés aux paralytiques généraux pendant la période de rémission, ni tous les piéges dans lesquels la captation peut les faire tomber. Du reste, ces questions se réduisent à un nombre assez limité, et l'on se trouve presque toujours en face des mêmes faits : ou bien le paralytique général aura commis un attentat aux mœurs, et souvent, dans cette occasion, aura été victime d'un chantage; ou bien c'est l'éternelle question de la validité des testaments qui se présentera devant nous; ou bien, enfin, une signature aura été donnée dans des conditions telles, que l'honneur du malade ou l'intérêt de la partie adverse auront été gravement compromis.

Nous n'avons point relevé d'observation d'attentats aux mœurs des paralytiques généraux, quoi qu'ils ne soient point rares ; mais qu'il nous soit permis de relater ici, au sujet des dispositions testamentaires, les deux cas communiqués par M. Brierre de Boismont à son interne, M. Faure, à l'occasion de sa thèse, et que M. Legrand du Saulle a pris comme exemple, en les résumant dans son *Traité de médecine légale*. C'est par là que nous terminerons :

« P..., officier, atteint de paralysie générale, entre à l'asile de Marseille, le 10 juin 1851 ; une rémission survint. Un frère, contre lequel existaient divers motifs de répulsion, mit de l'empressement à venir le voir, le fit sortir, en prit soin chez lui, et le fit tester en sa faveur, P... s'agite, délire de nouveau et est remis en traitement. Une seconde rémission se produit, et un autre frère, que le malade avait toujours affectionné, arrive en France, se hâte d'accourir à l'asile, se doute de ce qui s'est passé, cherche à faire la contre-partie de ce qui a eu lieu déjà, et se fait instituer héritier par un second testament olographe. P... mourut le 28 novembre 1854. Un procès a été sur le point de s'engager; mais la crainte du scandale a conduit les deux frères à une transaction amiable. »

Nous estimons que si le procès avait eu lieu, il eût été juste de déclarer non valables les deux testaments, aussi bien le second que le premier.

« En 1860, M. Brierre de Boismont reçut communication d'un dossier concernant un individu originaire de Suisse, qui venait de mourir des suites d'une paralysie générale, dont le début remontait au mois de juillet 1857. Le malade, en 1858, pendant une phase de rémission, était rentré chez lui, n'ayant plus qu'un léger bégayement. Sa femme, après avoir obtenu la main-levée de l'interdiction, se fit instituer légataire universelle. Le testament fut attaqué en nullité par les trois frères du malade, mais la veuve eut gain de cause. »

Il est encore évident, dans ce cas, que le testament devait être déclaré nul, d'autant plus que le malade, au moment de la signature de cet acte, présentait un des signes somatiques caractéristiques de son affection mentale.

Paris. A. Parent, imprimeur de la Faculté de Médecine, rue M^r-le-Prince,

www.ingramcontent.com/pod-product-compliance
Ingram Content Group UK Ltd.
Pitfield, Milton Keynes, MK11 3LW, UK
UKHW021954260726
13994UKWH00004B/1749

9 782329 326900